Thomas Musa
George Nwaorgu
Hamman Garandawa

Perda de audição entre coristas de três igrejas

Thomas Musa
George Nwaorgu
Hamman Garandawa

Perda de audição entre coristas de três igrejas

ScienciaScripts

Imprint
Any brand names and product names mentioned in this book are subject to trademark, brand or patent protection and are trademarks or registered trademarks of their respective holders. The use of brand names, product names, common names, trade names, product descriptions etc. even without a particular marking in this work is in no way to be construed to mean that such names may be regarded as unrestricted in respect of trademark and brand protection legislation and could thus be used by anyone.

Cover image: www.ingimage.com

This book is a translation from the original published under ISBN 978-3-659-83452-3.

Publisher:
Sciencia Scripts
is a trademark of
Dodo Books Indian Ocean Ltd. and OmniScriptum S.R.L publishing group

120 High Road, East Finchley, London, N2 9ED, United Kingdom
Str. Armeneasca 28/1, office 1, Chisinau MD-2012, Republic of Moldova, Europe
Printed at: see last page
ISBN: 978-620-8-20287-3

COTAÇÃO

Gostaria de agradecer a Deus por me ter deixado viver para poder realizar este trabalho. Continuo grato aos meus supervisores, Dr. H. Garandawa, Professor e Consultor Otorrinolaringologista, e Dr. Isa Abdullahi, também Consultor Otorrinolaringologista e Professor, Departamento de Otorrinolaringologia, Hospital Universitário de Maiduguri, Maiduguri. As suas contribuições não foram apenas académicas, mas também morais. Estou igualmente grato pelos esforços do Professor OGB Nwaorgu, que não é apenas um professor e mentor, mas também um amigo, e da Dra. Madamisa, que analisou os dados. Agradeço ao Dr. M.B Sandabe, um colega sénior e amigo, ao Dr. Umar Grema e ao Dr. Ngamdu, meus colegas. Estou grato ao Dr. AA Adeosun, ao Dr. PA Onakoya, ao Professor AO Lasisi, ao Professor BM Ahmad e ao Professor GTA Ijaduola pelos seus enormes contributos para a minha formação.

Este trabalho não teria sido possível sem a colaboração de Yerima Hamidu, uma técnica de audiologia e enfermeira formada no Departamento de Otorrinolaringologia da Universidade de Maiduguri. Estou grata a todos os residentes do departamento, especialmente à Dra. Joy Bwala, pela sua cooperação e apoio. A cooperação dos voluntários e de todas as pessoas da comunidade é muito apreciada.

Gostaria de agradecer à minha mulher e às minhas filhas, que estão longe mas sempre comigo em espírito. Obrigado pela vossa paciência e carinho para com a família.

Gostaríamos de agradecer a todos aqueles que contribuíram para o êxito deste trabalho.

DEDICAÇÃO

Este trabalho é dedicado à minha mulher e aos meus filhos.

RESUMO

Antecedentes

Foi estabelecido que uma boa audição é necessária para uma boa reprodução do que ouvimos, o que requer não só um bom reconhecimento do som, mas também um processamento sensorial eficiente da informação auditiva pelo sistema auditivo central. Objetivo: O objetivo deste estudo foi o seguinte

- Estudo da perda auditiva dos cantores de coro em três igrejas da Universidade de Maiduguri.

Método

O grupo de teste era constituído por membros do Coro da Capela da Graça, da Banda Som Vivo, do Coro de Todos os Santos e do Coro ECWA, enquanto o grupo de controlo foi selecionado entre voluntários muçulmanos. Foram distribuídos questionários, realizado um exame otorrinolaringológico, seguido de timpanometria e audiometria tonal. Para a análise foi utilizado o programa Statistical Package for Social Sciences (SPSS) versão 16.

RESULTADOS: Havia 63 homens e 110 mulheres nos grupos de coro e de controlo. As suas idades variavam entre os 15 e os 36 anos, com uma média de 25,5 anos.

Os sinais e sintomas otológicos detectados foram: zumbido e cerume auricular. O tempo de participação no coro não apresentou correlação significativa com o resultado da audiometria tonal. Os coralistas e os não coralistas apresentaram perda auditiva neurossensorial ligeira nos lados direito e esquerdo na gama de frequências: 250HZ-1KHZ, (2-4KHZ), não tendo sido detectado entalhe de Cahart em nenhum dos grupos.

Conclusão: A maioria dos coralistas e não coralistas voluntários tinha audição normal. Foi observada uma perda auditiva neurossensorial ligeira significativa em ambos os ouvidos dos coralistas e não coralistas.

Cantora do coro.

1.1 Introdução

[1.]A perda de audição é o défice sensorial mais comum na população humana, estimando-se que tenha afetado mais de 278 milhões de pessoas em todo o mundo em 2005. [1]Uma das consequências da perda de audição é a incapacidade de interpretar os sons da fala, o que frequentemente leva a uma redução da capacidade de comunicação e a um atraso na aquisição da linguagem . A deficiência ou perda de audição pode ser causada por exposição prolongada ao ruído, doenças hereditárias, envelhecimento, lesões ou doenças circulatórias/metabólicas. Esta perda pode ocorrer subitamente devido a uma lesão ou gradualmente ao longo do tempo. A deficiência ou perda de audição tem um impacto profundo no estatuto socioeconómico do indivíduo e dos seus familiares. Deve ser dada prioridade à prevenção da perda de audição e da incapacidade daí resultante através de cuidados de saúde primários adequados. Na Nigéria, a prevalência de perda auditiva entre adultos em três estados (Akwa Ibom, Benue e Katsina) foi registada como sendo de 4,5% e parece ser prevalente na idade de 41 anos ou mais.[1] Em muitos países africanos, a sensibilização geral para a perda de audição é baixa e a falta de recursos significa que não existem programas de rastreio e que as medidas preventivas adequadas não são rigorosamente seguidas, pelo que o seu impacto não se faz sentir.[2]

Em Kaduna, um estudo hospitalar revelou uma prevalência de perda auditiva de 26,2%. [3]

Um coro, coral ou coralista é um conjunto musical de cantores. Os coristas são os cantores principais de um coro. Os coros são normalmente compostos por quatro secções, que devem cantar em harmonia a quatro partes; no entanto, não há limite para o número de vozes possíveis, desde que haja um cantor que possa cantar em quatro partes.

cantar o papel [4]

Num estudo sobre as diferenças entre o canto a solo e o canto coral, verificou-se que os cantores gastam mais energia

na gama dos formantes do cantor (2-3 kHz) no modo a solo, enquanto a gama fundamental tinha mais potência no modo coral. No modo coral, os cantores adaptaram o seu nível sonoro ao do coro gravado, enquanto no modo a solo o nível cantado era muito menos dependente do volume do acompanhamento do piano. [5]

Noutro estudo sobre a perda de audição em cantores de coral na Áustria, verificou-se que um número significativo de cantores de coral tem problemas de audição, especialmente na gama de frequências baixas.

Por conseguinte, é necessário efetuar mais estudos sobre coros, a fim de comparar os resultados com os de estudos anteriores.[6]

Para poder reproduzir bem o que se ouve, é necessário ouvir bem, o que requer não só um bom reconhecimento do som, mas também um processamento sensorial eficiente da informação auditiva pelo sistema auditivo central.

O processamento auditivo depende dos mecanismos do sistema auditivo e dos fenómenos comportamentais associados: Localização e lateralização de sons, discriminação auditiva, reconhecimento de padrões auditivos, aspeto temporal da audição. Sabe-se também que a produção de uma fala inteligível depende muito da capacidade de processar o paradigma acústico espetral do locutor e a prosódia da fala.[7] Um cantor de coro deve ter uma boa audição para poder cantar muito bem. As pessoas mais velhas, em particular, sofrem frequentemente de presbiacusia, que leva a uma fraca discriminação da fala. Distinguir as palavras torna-se mais difícil num ambiente ruidoso se as pessoas não estiverem a olhar para elas ou se estiverem a falar de outra sala. A comunicação torna-se difícil tanto para a pessoa que não ouve bem como para as pessoas que tentam comunicar com ela.[8]

Este estudo tem, portanto, como objetivo analisar a prevalência da perda auditiva e o padrão entre

Cantora de coro na Universidade de Maiduguri.
Isto ajuda inevitavelmente a prevenir e a reduzir o risco de perda de audição no seu desempenho.

1.2 JUSTIFICAÇÃO DOS ESTUDOS

O canto, com ou sem instrumento musical, é desde há muito reconhecido como parte do tecido social da maioria das sociedades, ou mesmo desde a existência da humanidade. Por muito natural que seja, as preocupações com os efeitos adversos começam a atrair o interesse dos investigadores. [6]A preocupação com os resultados deste estudo foi reforçada por medições experimentais do volume da endolinfa utilizando um ião marcador durante a exposição sonora a 200 Hz e 115 dB SPL, que confirmaram que um aumento significativo do volume da endolinfa (>30%) foi desencadeado pela exposição, que recuperou em poucos minutos.[9]

Outro estudo mostra que a indução de uma hidropisia experimental é seguida por uma sequência rigorosa de alterações no audiograma do potencial de ação composto (PAC). Em poucos dias, observa-se uma perda de baixa frequência (abaixo de 8 kHz); em semanas, desenvolve-se uma perda de frequência muito alta (acima de 8 kHz); e, finalmente, em meses, a faixa de 8 kHz também é afetada.[10]

Num estudo recente realizado na Finlândia, foram efectuados testes audiométricos a músicos profissionais de orquestras, que revelaram uma perda de audição de 15 dB ou mais em mais de 50% dos músicos.
estudado[11]

Existem poucos estudos de base populacional que sustentem esta preocupação com a perda de audição.

entre os cantores de coral na Nigéria, e esta falta de dados pode prejudicar a defesa de uma iniciativa de prevenção.

[12]A proliferação de igrejas na Nigéria significa que os coros estão a ficar mais pequenos e que cada grupo está a comprar um sistema de música. [13]A Nigéria tinha uma população de cerca de 140 milhões de habitantes no recenseamento de 2006 e está atualmente estimada em cerca de 167 milhões, sendo que quase metade da população é cristã. Isto também significa que uma proporção significativa pode estar em risco se o canto coral estiver associado à perda de audição.

Por conseguinte, há necessidade de realizar este estudo para comparar os resultados com outros e gerar mais interesse na investigação da prevalência da perda auditiva e dos padrões entre os cantores de coral em diferentes partes da Nigéria.

1.3 ÂMBITO DO ESTUDO Para este estudo, foram recrutados todos os coralistas da comunidade estudantil da ECWA, da Grace Chapel e da All Saints Church que estavam dispostos a participar, bem como um número igual de voluntários da mesma comunidade que não eram membros do coro ou da igreja, e que foram comparados por idade e género.

1.4 LIMITAÇÃO DO ÂMBITO DO ESTUDO

1. Algumas pessoas não estavam dispostas a participar.
2. Pequena dimensão da amostra de participantes.
3. As emissões otoacústicas e a audiometria vocal de reflexo acústico são desejáveis, mas o equipamento não está disponível no centro de estudo
4. O teste de resposta auditiva do tronco cerebral não estava disponível no centro de estudo.

CAPÍTULO 2
OBJECTIVOS E TAREFAS

2.1 OBJECTIVO GERAL

Estudo da perda auditiva dos cantores de coro em três igrejas da Universidade de Maiduguri.

2.2 OBJECTIVOS ESPECÍFICOS

1. Determinação da prevalência e do padrão de perda auditiva em cantores de coro

2. Determinação da correlação entre a duração do canto coral e a perda auditiva

CAPÍTULO 3
REVISÃO DA LITERATURA

3.1 Introdução: O canto é a produção de sons musicais com a voz e complementa a fala normal através da utilização da tonalidade e do ritmo. Uma pessoa que canta é designada por cantor ou vocalista. Os cantores executam músicas conhecidas como canções, que podem ser cantadas com ou sem o acompanhamento de instrumentos musicais. O canto é muitas vezes feito num grupo de outros músicos, por exemplo, num coro de cantores com diferentes alcances vocais, ou num conjunto com instrumentistas, por exemplo, um grupo de rock ou um conjunto barroco. Como o canto humano é, em muitos aspectos, uma forma de discurso sustentado, quase todas as pessoas que conseguem falar também podem cantar. O canto pode ser formal ou informal, arranjado ou improvisado. Pode ser feito por prazer, por conforto, por ritual, por educação ou por lucro. A excelência no canto requer tempo, dedicação, instrução e prática regular. Quando praticado regularmente, o som deve ser mais claro e mais forte. Os cantores profissionais constroem normalmente as suas carreiras em torno de um género musical específico, como a música clássica ou o rock. Normalmente, participam em acções de formação vocal oferecidas por professores de canto.

ou professores de canto ao longo das suas carreiras. [14]

3.2 ANATOMIA E FISIOLOGIA DO OUVIDO

O ouvido é constituído pelo ouvido externo, o ouvido médio e o ouvido interno. O ouvido externo é constituído pelo pavilhão auricular e pelo canal auditivo externo e é diretamente acessível ao exame físico. O canal auditivo externo divide-se numa parte óssea e numa parte cartilaginosa. A pele que se encontra sobre o canal auditivo ósseo não tem glândulas e adere diretamente ao periósteo.

A parte cartilaginosa contém glândulas apócrinas e exócrinas, bem como folículos pilosos. As secreções destas glândulas, juntamente com o epitélio esfoliado, formam o cerúmen. O ouvido médio é delimitado lateralmente pelo tímpano e medialmente pelo labirinto ósseo, uma estrutura óssea que alberga os órgãos terminais da audição (cóclea) e do equilíbrio (canais semicirculares). O ouvido médio saudável é uma cavidade cheia de ar que contém os três ossículos (martelo, bigorna e estribo), que actuam como transdutores de vibração do tímpano para a janela oval da cóclea cheia de líquido.

O ouvido interno inclui a cóclea, o aparelho vestibular e o nervo vestibulococlear (nervo craniano viii). A cóclea humana é um tubo ósseo enrolado com cerca de 35 mm de comprimento, que se divide em escala média, escala vestibular e escala timpânica. Os canais de fluido dentro da cóclea são estimulados pela placa vibratória do estribo através da janela da membrana oval na base da cóclea.[15]

O ouvido saudável é um órgão extraordinariamente sensível. Processa frequências sonoras na gama de 20 Hz a 20 kHz. [22]Percebe sons até 0,0002 dynes/cm (0 dB) e pode tolerar estímulos até um milhão de vezes mais fortes (200 dynes/cm) durante um período limitado. O ouvido é particularmente sensível a sinais entre 500HZ e 4000HZ, aos quais o

As frequências mais importantes para o processamento da fala [15]

3.3 PATOGÉNESE DA PERDA AUDITIVA NOS GRUPOS VOCAIS

Num estudo sobre a perda de audição a baixas frequências em cantores corais, foi levantada a hipótese (não comprovada) de que o canto poderia levar a um aumento da pressão endolinfática e, por conseguinte, causar perda de audição. [6] Esta hipótese baseia-se em estudos que mostram que as medições do volume da endolinfa com um ião marcador durante uma exposição sonora a 200 Hz e 115 dB SPL confirmam que a exposição induz um aumento significativo do volume da endolinfa (> 30 %), que recupera em poucos minutos.[9]

A perda auditiva de baixa frequência (sem hidropisia comprovada) foi encontrada em associação com hipertensão intracraniana benigna - uma síndrome caracterizada pelo aumento da pressão intracraniana sem sinais focais de disfunção neurológica.[16]

Quando uma hidropisia experimental é induzida, há uma sequência rigorosa de alterações no audiograma do potencial de ação composto (PAC). Em dias, observa-se uma perda de baixa frequência (abaixo de 8 kHz); em semanas, desenvolve-se uma perda de frequência muito alta (acima de 8 kHz); e, finalmente, em meses, a faixa de 8 kHz também é afetada.[10]

As fontes de flutuações de pressão no ouvido são numerosas, mas os factores mais importantes que afectam o fluxo através do ducto endolinfático são provavelmente aqueles em que o labirinto e o crânio têm diferenças de pressão, criando um gradiente de pressão através do ducto. Uma vez que as flutuações na pressão do LCR associadas à respiração, batimentos cardíacos, movimentos posturais, tosse, espirros, etc. também são transmitidas ao labirinto através do aqueduto coclear, é improvável que essas fontes influenciem o fluxo endolinfático através do canal. É possível que ocorram diferenças significativas de pressão entre o labirinto e o crânio se o aqueduto coclear estiver bloqueado. No entanto, as fontes das alterações de pressão de baixa frequência do aqueduto coclear médio são provavelmente de maior importância.

ouvido, que influenciam diretamente a pressão no labirinto, de modo que as diferenças de pressão entre os

labirinto e fluido cerebrospinal. Estas incluem sons externos de baixa frequência, alterações de pressão no ouvido médio, pressões geradas pelas contracções dos músculos do ouvido médio e pressões inerciais geradas pelos movimentos da cabeça. Devido às propriedades de atenuação do ouvido médio para sons de baixa frequência, a principal fonte de alterações significativas da pressão no ouvido é provavelmente a contração dos músculos do ouvido médio. Continua a ser incerto se a disfunção do ouvido médio, quer dos músculos quer da mobilidade do estribo, pode levar a perturbações endolinfáticas. É muito possível que outras fontes de flutuações de pressão, por exemplo, os movimentos da cabeça, sejam suficientes para o funcionamento normal do sistema.[17]

O som afecta o ouvido a uma frequência de cerca de 4 kHz (entalhe de Cahart), o que se deve, em parte, às propriedades de ressonância acústica do pavilhão auricular, um tubo de paredes duras, fechado numa das extremidades, que amplifica a energia sonora nas frequências superiores em cerca de 10 dB. A isto juntam-se as diferenças individuais na sensibilidade das pessoas ao ruído. Há cada vez mais provas de que várias mutações genéticas podem causar uma predisposição individual e intrínseca para os danos causados pelo ruído.[18] Sabe-se que a frequência média de ressonância do ouvido médio humano durante a excitação por condução aérea (CA) é de cerca de 0,8-1,2 kHz. No entanto, os estudos sugerem que a frequência média de ressonância para a excitação por condução óssea (CO) se situa a uma frequência mais elevada, cerca de 1,5-2 kHz.[19] A conversão das vibrações sonoras em impulsos nervosos tem lugar na cóclea. As células ciliadas do órgão coclear podem ser danificadas diretamente pelo ruído ou indiretamente por um nível sonoro contínuo muito elevado, que provoca a vasoconstrição dos vasos da estria vascular no fornecimento de sangue à cóclea. Em consequência, as células ciliadas tornam-se relativamente anóxicas, sofrendo assim danos secundários.

O número e o tipo de células ciliadas danificadas dependem da intensidade do som. Acima de uma determinada frequência e intensidade mínimas, as células ciliadas externas apresentam sinais de metabolismo

Exaustão com relaxamento dos estereocílios. Esta situação está correlacionada com o fenómeno geral

um desvio transitório do limiar (TTS) que recupera em poucas horas. Níveis sonoros mais elevados danificam ainda mais os estereocílios da célula ciliada externa, incluindo a destruição das pontes entre os cílios, e a recuperação demora mais tempo. Níveis sonoros ainda mais elevados levam à rutura dos estereocílios e a célula ciliada acaba por ser fagocitada.[20]

3.4 OTOSCOPIA E AUDIOMETRIA

A visualização direta do canal auditivo externo, da membrana timpânica e do ouvido médio é possível através da otoscopia. O espéculo pneumático de Siegel pode dar algumas indicações sobre a mobilidade do tímpano, mas a pressão utilizada é muito superior à do som mais forte, pelo que não é possível tirar conclusões válidas sobre a função normal do tímpano.[21]

O Akustometer de Hartmann foi o primeiro audiómetro, fabricado em 1878. Foi definido como um instrumento eletroacústico para medir a acuidade auditiva.[22] A década de 1930 marcou o

os primórdios dos audiómetros actuais.

Níveis máximos admissíveis de ruído ambiente, Ls,max, para audiometria de condução aérea e óssea para limiares auditivos até 5 dB, com uma incerteza de 5 dB na gama de 500 a 8000 Hz, utilizando auriculares supra-aurais típicos, tais como os Telephonics TDH39 com almofadas MX 41/AR ou os Beyer DT48 (adaptado à ISO 8253-1 Tabela 2 e Tabela 4)[23]

Octave band centre frequency (Hz)	Maximum permissible background sound pressure levels $L_{S,max}$ (dB re 20 µPa)	
	Test tone frequency range (Hz)	
	Air conduction audiometry	Bone conduction audiometry
	500 to 8,000	500 to 8,000
125	55	34
250	46	24
500	31	21
1,000	33	20
2,000	40	19
4,000	47	15
8,000	46	22

Um estudo sobre os achados otoscópicos em 292 crianças com deficiência auditiva, em comparação com crianças com audição normal, mostrou que foram encontradas mais anomalias nas crianças com deficiência auditiva (28% tinham anomalias no canal auditivo externo e no tímpano). Ao comparar a otoscopia e a audiometria, 20% das crianças com audição normal apresentavam anomalias otoscópicas, em comparação com 40% das crianças com deficiência auditiva.[24]Um estudo realizado no estado americano do Kansas, intitulado Hearing Dose and Perceptions of Hearing and Singing effort among University Choir Singers in Varied Rehearsal and Performance Settings, mostra que o soprano atingiu os valores mais elevados de dB(A). As doses sonoras registadas variaram de acordo com o contexto e as entrevistas aos participantes revelaram que, embora estes cantores tenham percepcionado um esforço auditivo e vocal ligeiramente superior ao desejado num ou mais períodos de gravação, podem não ter tido plena consciência das doses sonoras cumulativas que estavam a registar.[2526]Recentemente, estudos têm demonstrado que a perda auditiva é comum entre os estudantes de música, o que tem levado as escolas de música a criar programas de conservação auditiva. Num outro estudo, os autores realizaram testes audiométricos individuais a estudantes de música (N = 338) durante um período de três anos na Universidade da Carolina do Norte. A participação dos alunos variava de ano para ano e o número de reincidentes era baixo. Mais de metade dos alunos apresentavam perda auditiva, mais comum a 6 kHz, indicando NIHL. No primeiro ano, 2% dos alunos apresentavam ruído a 4 kHz, no terceiro ano este valor subiu para 30%. [27]Durante o período de três anos, todos os aparelhos auditivos apresentaram intrusões sonoras. Ao utilizar sonómetros para medir o som, é necessário ter cuidado com o posicionamento do aparelho para garantir medições precisas. Uma regra básica é que o sonómetro deve estar afastado do seu corpo, o que pode fazer com que o som refletido entre no microfone do sonómetro e afecte as medições. Deve também segurar o sonómetro num ângulo de 70°-80° em relação à(s) fonte(s) sonora(s) para garantir uma resposta precisa nas frequências altas. Ao medir no santuário, as nossas medições também são afectadas pela proximidade de paredes. [28]

A média de tons puros (PTA) é a média da sensibilidade auditiva a 500, 1000 e 2000. Esta média deve estar próxima do limiar de receção da fala (SRT) com uma tolerância de 5 dB. Os graus comuns de perda auditiva são apresentados de seguida. [29]

Audição normal 0-25 dB   .
Perda auditiva ligeira26   -40dB.
Moderado41-70dB   .

Perda de audição severa71-90dB

Audição baixa>90dB   .

CAPÍTULO 4
METODOLOGIA

4.1 Conceção do estudo: Este foi um estudo de coorte prospetivo e comparativo realizado na comunidade cristã da Universidade de Maiduguri. Os locais de estudo foram o Coro Católico de Todos os Santos, o Coro da ECWA Student Mission Fellowship e o Coro da Capela da Graça.

4.2 População do estudo: Todas as igrejas estão localizadas na Universidade de Maiduguri, Estado de Borno, Nigéria, de onde foram selecionados todos os coristas disponíveis. O grupo de controlo, com idade e sexo idênticos, era constituído por estudantes muçulmanos selecionados da Universidade de Maiduguri que não estão expostos a qualquer ruído significativo para além do ruído ambiente e não são membros de qualquer grupo musical. Os cristãos do grupo de controlo foram excluídos do estudo, uma vez que podem estar expostos ao mesmo ruído que os coristas durante o culto, mas com intensidades diferentes, dependendo da sua distância da fonte de ruído.

Os coros católicos "Chapel of Grace" e "All Saints" têm edifícios de igreja, enquanto o coro da missão de estudantes da ECWA ensaia e canta debaixo de um dossel. Os membros das igrejas eram maioritariamente funcionários e estudantes da Universidade de Maiduguri.

4.3 População da amostra: O coro Gnadenkapelle e a Living Sound Band tinham 70 e 55 membros, respetivamente, dos quais 50 membros do coro e 44 membros da Living Sound Band se ofereceram como voluntários. O Coro All Saints tinha 45 membros, 40 dos quais se ofereceram como voluntários, enquanto o Coro ECWA tinha 41 membros e 39 ofereceram-se como voluntários. O grupo de controlo foi igualmente selecionado entre voluntários muçulmanos e cristãos, num total de 200, dos quais 173 eram muçulmanos.

selecionado.

4.4 Critérios de exclusão: Pessoas com historial de problemas otológicos conhecidos, por exemplo, corrimento do ouvido, infecções do ouvido anteriores

Foram excluídas do estudo as pessoas submetidas a cirurgias ou traumatismos auriculares e as pessoas com exposição profissional ao ruído. Os indivíduos com antecedentes de doenças endócrinas/metabólicas crónicas, anemia falciforme, traumatismos cranianos e doenças rinológicas que afectem a audição foram excluídos do estudo. Foram excluídos os indivíduos com perda auditiva condutiva e combinada no audiograma.

Foram excluídos os participantes que não quiseram participar no estudo.

4.5 Métodos: Antes do início do estudo, foi obtida a aprovação ética do comité de revisão institucional conjunto do Hospital Universitário de Maiduguri e da Universidade de Maiduguri (UMTH/UNI-MAID) (Anexo I). Os líderes das igrejas e os diretores dos coros foram visitados para os informar sobre o estudo e para solicitar o seu apoio e cooperação.

4.6 O questionário contém informações sobre variáveis demográficas, duração/número de sessões de prática, anos de filiação e sintomas relevantes do ouvido, nariz e garganta. Foi efectuado um exame otorrinolaringológico; antes da audiometria tonal e da timpanometria, toda a cera visível foi removida manualmente. Estes exames foram gratuitos para os participantes.

4.7 Foi utilizado um audiómetro de diagnóstico, modelo AD226, fabricado pela Interacoustic A/S DK-5610 Assens, Dinamarca, e um timpanómetro, modelo AT235, fabricado pela Hartmann, Dinamarca, pré-calibrados por um sistema de calibração audiométrica.

cumpriram a norma ISO. Os testes audiométricos foram efectuados no hospital universitário da Universidade de Maiduguri, uma vez que a Clínica de Otorrinolaringologia dispunha de uma sala de audiometria insonorizada. O transporte dos sujeitos do teste de e para a comunidade foi gratuito.
O procedimento foi efectuado pelo menos 48 horas após a última execução musical, numa sala insonorizada. Foi tomado cuidado para que não houvesse sinais visíveis ou tácteis que indicassem a apresentação dos estímulos auditivos. A duração da apresentação foi de 2 a 3 segundos.
Para medir os limiares de condução aérea, os auscultadores são colocados confortavelmente e o ouvido melhor é testado primeiro, se for conhecido. Os estímulos de frequência individual com 1KHz, 2KHz, 3KHz, 4KHz, 6KHz, 8KHz, 0.5KHz, 0.25KHz foram inicialmente apresentados aos sujeitos do teste com um tom puro de 30 dBNA. Se a reação for positiva, o nível sonoro é reduzido em passos de 10 dB até que o sujeito do teste deixe de reagir. Se o sujeito não ouvir o tom de 30 dB, o nível é aumentado em passos de 10 dB até que o tom seja ouvido pela primeira vez. Assim que a reação for positiva, o som é reduzido em 10 dB. Se a pessoa que efectua o teste ouvir este tom, o nível é novamente reduzido em 5 dB. Se a pessoa não o ouvir, o som é aumentado novamente em 5 dB. Desta forma, o limiar de audição foi determinado através de várias demonstrações. [30]

4.8 A timpanometria foi realizada com uma ponta de sonda de tamanho adequado selada no canal auditivo, a partir da qual foi injetado um tom puro contínuo no ouvido de teste. O timpanómetro variou automaticamente a pressão de ar no canal auditivo e apresentou graficamente as alterações relativas na imitância no plano do tímpano em resposta a alterações na pressão de ar relativa no canal auditivo. [31]

4.9 Sonómetro com calibrador interno, número de modelo 840018, fabricado por

Sper Scientific Taiwan, e calibrado de acordo com a norma ISO, ligando o botão de calibração e colocando o instrumento em 96 dB, que é a marca de calibração, e voltando a colocar o botão na posição de leitura. Os instrumentos musicais, modelos e fabricantes utilizados pelos grupos foram listados no Apêndice III. Foram também registados os níveis sonoros de cada instrumento a uma distância de um metro em três direcções. Foram igualmente medidos vários locais do ambiente universitário (igreja, bairro, salas de aula, áreas administrativas, dormitórios e salas de pessoal). As medições no exterior foram efectuadas em dias de céu limpo e as vias de acesso e as passagens pedonais foram selecionadas em função da sua contribuição para o ruído em locais com grande afluência de pessoas. Foram efectuadas várias medições em cada local para determinar a gama de níveis sonoros.

Numa igreja vazia, com portas e janelas fechadas, as medições foram efectuadas primeiro sem o ventilador ligado. Utilizou-se um sonómetro para medir a amplitude do som em quatro pontos do auditório (dois na parte da frente do palco e dois na parte de trás), tendo o cuidado de posicionar o aparelho de modo a garantir medições exactas. O sonómetro foi mantido afastado do corpo para evitar que o som refletido chegasse ao microfone e afectasse as medições. O sonómetro foi também colocado num ângulo de 70°-80° em relação à(s) fonte(s) sonora(s) para garantir uma resposta exacta nas altas frequências. . Ao efetuar medições no santuário, evitou-se a proximidade de paredes, uma vez que tal poderia influenciar as medições.[28]

4.10   As médias de tons puros avaliaram as médias simples dos limiares auditivos monoaurais em 500 Hz, 1 kHz e 2 kHz.[29] Cada ouvido foi considerado separadamente.

4.11   Na perda auditiva condutiva, o limiar de condução óssea é normal, mas o limiar de condução aérea é pelo menos 10 dB pior do que o normal. Na perda auditiva neurossensorial, os limiares de condução óssea e aérea estão a 10 dB um do outro e os limiares são superiores a 25 dB.

4.12   Os dados recolhidos foram analisados utilizando o pacote estatístico para as ciências sociais (SPSS) versão 16. Quando apropriado, foram efectuadas tabulações cruzadas, testes t de amostras emparelhadas e estudos de correlação. O nível de significância foi fixado em p<0,05.

QUADRO 1: NÍVEL DE PRESSÃO SONORA DAS PARTES ACTIVAS DO CAMPUS, MEDIDO NO PICO HORAS

Places measured	Sound level (dB)	TIME OF MEASUREMENT
Female Hostel	83.2-84.0	7:30PM
Male Hostel	80.0-81.5	7:30PM
Nuga Hall	82.0-83.2	4:00PM
Administrative Complex	60.0-66.2	12:00PM
Staff Quarters	56.4- 63.6	7:00PM
Commercial Area	84.5- 90.1	1:00PM
Academic Area	56.9-70.2	12:00PM
Sports Centre	78.1-80.0	4:00PM
Church halls (chapel of grace/ All saints)	54.7-56.1	2:00PM
Church premises (chapel of grace/ All saints)	65.1-72.3	10:00AM
	-	

Como esperado, os níveis de ruído ambiente medidos para avaliar o nível de ruído na área circundante eram mais elevados nas partes mais movimentadas do campus (80-84,5 dB). O campus da igreja apresentou o nível de ruído mais baixo, seguido da área académica e das salas do pessoal. Os resultados acima referidos mostram que os estudantes estão geralmente expostos a um ruído de fundo de
entre 78,1 e 84,5 dB.

QUADRO II: NÍVEL DE PRESSÃO SONORA DOS INSTRUMENTOS INDIVIDUAIS

SERIAL NUMBER	MUSIC INSTRUMENT	SOUND PRESSURE LEVEL (DB)
1	Piano	62-66
2.	Modern Conga Drums	96-100
3.	Local Conga Drums	83-90
4.	Tambourine	86-93
5.	Local Ports	88-96
6.	Guitar Bass	90-105
7.	Drum Kit	98-123
8.	Trumpets	90-102
9.	Cymbal	100-113

O piano é o único instrumento utilizado pelo coro da Capela da Graça, enquanto o grupo "Som Vivo" da mesma igreja utiliza tambores modernos, congas indígenas, pandeireta, baixo de guitarra, trompetes e pratos. Isto significa que os dois grupos podem ser expostos aos mesmos níveis sonoros durante a cerimónia de domingo. O Coro All Saints utiliza tambores conga indígenas e panelas indígenas. ECWA
O coro da comunidade estudantil canta sem instrumentos sob um dossel num espaço aberto

TABELA III: NÍVEL MÉDIO DE RUÍDO DURANTE OS ENSAIOS E A CERIMÓNIA DOMINICAL

Choir	Rehearsals		Performance		Congregational songs	
	SPL(dB)	duration (hours)	SPL(dB)	Minutes	SPL(dB)	duration (minutes)
ALLSAINTS	78.2-87.1	4	81.2-90-9	5-10	78.4-80	10-20
CHAPEL OF GRACE	76.9-86.4	4	83.8-94.1	5-10	87.8-91.8	10-20
LIVING SOUND	89.3-100.9	4	90.1-102.7	5-10	91.8-95.1	10-20
ECWA	74.4.80.3	4	80.5-83.6	5-10	80.2-88.6	10-20

O tempo médio de ensaio de todos os grupos foi de duas horas e teve lugar duas vezes por semana. O nível sonoro mais elevado foi registado no grupo coral Living Sound (100,9-102,7 dB) durante os ensaios e as actuações. O nível sonoro mais baixo foi registado no grupo coral ECWA (74,483,6 dB). Durante o canto congregacional, foi registado um nível de 78,4-91 dB em todas as igrejas.

QUADRO IV: DISTRIBUIÇÃO POR IDADE E SEXO DOS PARTICIPANTES SELECCIONADOS

	SEX (CHORISTERS)		SEX (CONTROL GROUP)		TOTAL
AGE yrs	MALE N (%)	FEMALE N (%)	MALE N (%)	FEMALE N(%)	
15-25	55 (31.79)	98 (56.64)	55 (31.79)	98(56.64)	**306(88.44)**
26-36	8 (4.62)	12 (6.94)	8 (4.62)	12(6.94)	**40(11.56)**
TOTAL	63 (36.41)	110 (63.58)	63 (63.41)	110(63.41)	**346(100)**

N=número
%=percentagem
Yrs=anos
Idade p-value= **1,000**
Sex p-value = **0,907**

O grupo de cantores coralistas e o grupo de cantores não coralistas (controlo) eram compostos por igual número de homens e mulheres (36,42% e 63,58%, respetivamente). O valor P = 1,00 é superior a 0,05, o que significa que não há diferença significativa entre a distribuição por idade e sexo dos cantores do coro e do grupo de controlo.

QUADRO V: IDADE VERSUS HOBIES DOS GRUPOS DE CONTROLO E DE CORO

		MUSIC WITHOUT HEAD PHONES	MUSIC WITH HEAD PHONES	READING	DRUMMING	SINGING	OTHERS	TOTAL
choristers AGE yrs	15-25	51	33	8	2	47	12	153
	26-36	4	5	0	0	8	3	20
		55	38	8	2	55	15	173
control AGE yrs	15-25	10	26	39	6	2	70	153
	26-36	3	4	1	0	0	12	20
		13	30	40	6	2	82	173

Yrs = ano

P-valor= **0,001**

A Tabela V mostra que todos os participantes tinham pelo menos um passatempo, sendo o canto e a audição de música os mais comuns entre os cantores de coro, enquanto outros passatempos, música e leitura, eram os mais comuns entre os não-cantores de coro. Os passatempos ruidosos parecem ser mais comuns entre os coralistas do que entre os controlos. O valor P de 0,001 significa que existe uma diferença significativa entre os passatempos dos dois grupos.

TABELA VI RELAÇÃO ENTRE A DURAÇÃO NO CORO E O TOM PURO RESULTADOS AUDIOMÉTRICOS

		LT PURE TONE(dB)		Total
		0-25 N(%)	26-40 N(%)	
DURATION IN GROUP LT EAR (YEARS)	0-5	80(46.24)	30(17.34)	110(63.58)
	6-10	23(13.87)	8(4.52)	31(17.91)
	>10	23(13.87)	9(5.20)	32(18.49)
TOTAL		126(72.83)	47(27.16)	173(100)
DURATION IN GROUP RT EAR(YEAR)	0-5	82(47.39)	28(16.18)	110(63.58)
	6-10	26(15.02)	5(2.89)	31(17.17)
	>10	27(15.60)	5(2.89)	32(18.50)
		135(78.03)	38(21.96)	173(100)
TOTAL				

LT= esquerda

RT= direita

N=Número,

%= Percentagem,

Orelha direita P-value = **0,172**

Orelha esquerda P-value = **0,967**

Dos 173 coralistas que participaram do estudo, 110 (63,58%) estavam no coro de 0 a 5 anos, 31 (8,95%) estavam no coro de 6 a 10 anos e 32 (9,24%) dos coralistas estavam no grupo do coro há mais de 10 anos. No conjunto da coorte, o número de coralistas que estavam no coro há seis a dez anos ou mais era menor.

O tempo de permanência no coro não apresentou correlação significativa com o resultado da audiometria tonal. P-valor= 0,172 à direita e 0,967 à esquerda, ambos maiores que p=0,05.

TABELAS: VII IDADE VERSUS SINTOMAS AUDITIVOS EM CANTORES CORAIS E GRUPO DE CONTROLO

AGE (YEARS)		NO SYMPTOM N(%)	TINNITUS/ HEARING LOSS N(%)	TINNITUS N(%)	TOTAL N(%)
CHORISTERS					
AGE	15-25	125(72.25)	4(2.31	24(13.87)	153(88.44)
	26-36	15(8.67)	0(0.00)	5(2.89)	20(11.56)
TOTAL		140(80.93	4(2.31)	29(16.76)	173(100)
CONTROL					
AGE	15-25	138(79.77)	0.00	15(8.67)	153(88.44)
	26-36	20(11.56)	0.00	0(0.00)	20(11.56)
TOTAL		158(91.33)	0.00	(15(8.67)	173(100)

N=número
%=percentagem
Valor de P =0,**012**

O zumbido ocorreu mais frequentemente nos cantores de coro 33 (19,08%) em comparação com os indivíduos do grupo de controlo 15 (8,67%).

TABELAS: VIII IDADE E RESULTADOS AUDITIVOS DOS CORISTAS E DOS CONTROLOS

	NORMAL N(%)	EAR WAX N(%)	RT DULL T.M N (%)	LT DULL T.M N (%)	TOTAL N(%)
CHORISTERS					
AGE 15-25	125(72.25)	17(9.83)	9 (5.20)	2(1.16)	153(88.44)
26-36	15 (8.67)	2(1.16)	3(1.73)	0(0.00)	20(11.56)
TOTAL	140(80.93)	19(10.98)	12(6.94)	2(1.16)	173(100)
CONTROL					
AGE 15-25	109(63.01)	25(14.45)	13(7.52)	6(3.47)	153(88.44)
26-36	15(8.67)	1(0.58)	2(1.16)	2(1.16)	20(11.56)
TOTAL	124(71.68)	26(15.03)	15(8.67)	8(4.62)	173(100)

%=percentagem
N=número
P-valor=0,**022**

O exame da garganta, nariz, cabeça e pescoço revelou o seguinte:
A maioria dos coristas e não-coristas tinha achados auditivos normais 140 (80,92%) e 124 (71,68%), respetivamente). No entanto, também foram observados achados anormais de cera no ouvido e membrana timpânica opaca em 33 (19,07%) e 49 (28,32%) dos grupos de coristas e de controlo, respetivamente.

PURE TONE(dB)	AGE(YEARS)		
	15-25	26-36	TOTAL
CHORISTERS	N(%)	N(%)	N(%)
0-25	117(67.63)	18(10.40)	135(88.44)
26-40	30(20.81)	8(4.62)	38(21.96)
TOTAL	147(84.97)	26(15.03)	173(100)
CONTROL			
0-25	136(78.61)	18(10.40)	154(89.02)
26-40	17(9.82)	2(1.15)	19(10.98)
TOTAL	153(88.44)	20(11.56)	173(100)

N= Número de voluntários individuais
%= Percentagem dB = Decibel Tom puro - valor do audiograma RT = Ouvido direito
P-valor=0,**005**
R= **-0,008 = -0,8% de** correlação negativa

A Tabela IX acima mostra a média dos achados de tons puros da orelha direita de cantores de coro e não-coro (grupo de controlo) emparelhados por idade. A maioria deles apresentou resultados audiométricos normais (88,44% e 89,02%, respetivamente). No entanto, 21,96% dos cantores de coro apresentavam uma perda auditiva ligeira, o dobro do grupo de controlo (10,98%).
Valor de p de duas caudas =0,005, o que mostra que existe uma ligeira diferença significativa entre os dois grupos

TABELAS X: MÉDIA DOS TONS PUROS PARA O OUVIDO ESQUERDO NOS CORALISTAS E NOS GRUPOS DE CONTROLO

LT PURE TONE(dB)	AGE(YEARS)		
	15-25	26-36	TOTAL
CHORISTERS	N(%)	N(%)	N(%)
0-25	106(61.27)	20(11.56)	126(72.83)
26-40	41(23.69)	6(3.47)	47(27.17)
TOTAL			
CONTROL			
0-25	137(79.19)	16(9.25)	153(88.44)
26-40	16(9.25)	4(2.31)	20(11.56)
TOTAL	153(88.44)	20(11.56)	173(100)

N= Número de voluntários individuais
%= Percentagem dB = Decibel Tom puro - Valor medido audiometricamente LT = Ouvido esquerdo
Valor de p =0,**000,**
R=- **0,058 =5,8% de** correlação negativa
As Tabelas XI acima mostram também os resultados da audiometria tonal esquerda dos grupos de coralistas e não coralistas (grupo de controlo), que também foram emparelhados por idade. Os achados audiométricos normais foram encontrados em 72,83% e 88,44% da orelha esquerda dos grupos coralista e controle, respetivamente. No entanto, 27,17% dos coristas apresentavam uma perda auditiva ligeira, o dobro do grupo de controlo (11,56%).
Valor de p de duas caudas =0,000, indicando que um número significativo de coralistas tinha perda auditiva neurossensorial ligeira
A correlação entre a orelha esquerda e a orelha direita é de r=0,68, o que corresponde a cerca de 68% e significa que a maioria dos audiogramas de tons puros são simétricos.

TABELAS XI: MÉDIA DOS TONS PUROS DO OUVIDO DIREITO EM FUNÇÃO DO SEXO DOS CORALISTAS E DO CONTROLO

RT. PURE TONE (dB)		SEX		Total N (%)
		MALE N (%)	FEMALE N (%)	
.CHORISTERS	0-25	47(27.17)	88(50.86)	135(20.23)
	26-40	16(9.24)	22(12.72)	38(21.96)
TOTAL		63(36.42)	110(63.58)	173(100)
CONTROL				
	0-25	55(31.79)	99(57.23)	154(89.02)
	26-40	7(4.05)	12(6.94)	19(10.98)
TOTAL		62(35.83)	111(64.16)	173(100)

N=número
%= Percentagem
dB=decibel
r= **-0,063 =-6,3%** correlação negativa entre o tom puro e o género em cantores corais r= **-0,007 =-0,7%** correlação negativa entre o tom puro e o género em cantores não corais

O rácio entre homens e mulheres é aproximadamente igual (1:0,5), uma vez que um número igual de coristas foi emparelhado com sujeitos de controlo.
A população masculina deste estudo foi menor em 63 (36,41%) do que a população feminina em 110 (63,58%). O limiar tonal da orelha direita dos coralistas do sexo masculino da coorte foi normal em 47 (27,17%), enquanto 16 (9,24%) apresentaram perda auditiva neurossensorial leve. Entre as mulheres, 88 (50,07%) apresentaram audição normal, enquanto 22 (12,71%) apresentaram perda auditiva neurossensorial leve.
A correlação entre o sexo e os achados tonais não foi significativa nos grupos de teste e de controlo.

PURE TONE(dB)	SEX		Total N(%)
	MALE N (%)	FEMALE N (%)	
CHORISTERS			
0-25	44(25.43)	82(47.40)	126(72.83)
26-40	19(10.98)	28(16.18)	47(27.17)
TOTAL	63(36.42)	110(63.58)	173(100)
CONTROL			
0-25	55(31.79)	98(56.65)	153(88.44)
26-40	7(4.04)	13(7.51)	20(11.56)
TOTAL	62(35.84)	111(64.16)	173(100)

dB=decibel
N=número
%= Percentagem
dB=decibel
r= **-0,051 =5,1%** correlação negativa entre o tom puro da orelha esquerda e o género dos coralistas
r= **0,006= 0,6% de** correlação positiva entre o tom puro na orelha esquerda e o género no grupo de controlo

Um resultado ligeiramente diferente foi encontrado para os cantores de coral para a orelha esquerda. 44 (25,43%) homens e 82 (47,40%) mulheres apresentaram audição normal (0-25db), enquanto 19 (10,98%) homens e 28 (16,18%) mulheres apresentaram perda auditiva neurossensorial leve. Sete homens (4,57%) e 13 (7,51%) mulheres apresentaram perda auditiva neurossensorial leve, enquanto 55 (31,79%) homens e 98 (56,65%) mulheres do grupo controle apresentaram valores audiométricos normais. A correlação entre o sexo e a média de tons puros não foi significativa, quer no grupo teste, quer no grupo controlo.

TABELA XIII: PERDA DE FREQUÊNCIA DO OUVIDO DIREITO EM FUNÇÃO DA IDADE DOS CORALISTAS E DO GRUPO DE CONTROLO

FREQUENCY LOSS(HZ/KHZ)	AGE(YEARS)		TOTAL
	15-25 N(%)	26-36 N(%)	N(%)
CHORISTERS RIGHT EAR			
250-1KHZ	20(11.56)	9 (5.20)	29(16.76)
2-4KHZ	15(8.67)	0(0.00)	15(8.67)
NIL LOSS	113(65.32)	16(9.25)	129(74.57)
TOTAL	148(85.55)	25(14.45)	173(100)
CONTROL RIGHT EAR			
250-1KHZ	19(10.98)	7(4.05)	26(15.03)
2-4KHZ	13(6.94)	1(0.58)	13(7.51)
NIL LOSS	115(66.47)	17(9.83)	132(76.30)
TOTAL	147(84.97	25(14.45)	173(100)

N= Número
%=percentagem
KHZ = Kilohertz
HZ= Hertz
P-valor= **0,000**

A perda auditiva neurossensorial ligeira nas frequências baixas de 250 Hz a 1 kHz foi encontrada em 29 (16,76%) dos coralistas e em 26 (15,02%) dos controlos. A perda auditiva na gama de frequências médias - 2kz-4kHz - também foi encontrada em 15 (8,67%) dos coralistas e 13 (8,09%) dos controlos. O valor de P é de 0,000, ou seja, inferior a 0,005, mostrando uma diferença significativa de frequência entre a esquerda e a direita.

TABELA XIV: PERDA DE FREQUÊNCIA NO OUVIDO ESQUERDO EM FUNÇÃO DA IDADE DOS CORALISTAS E DO GRUPO DE CONTROLO

FREQUENCY LOSS(HZ/KHZ)	AGE(YEARS)		
	15-25	26-36	TOTAL
CHORISTER LEFT EAR	N (%)	N (%)	N (%)
250-1KHZ	21(12.14)	8(4.62)	29(16.76)
2-4KHZ	15(8.67)	0(0.00)	15(8.67)
NIL LOSS	113(65.32)	16(9.25)	129(74.57)
TOTAL	147(84.97)	24(13.87)	173(100)
CONTROL LEFT EAR			
250-1KHZ	9(5.20)	1(0.58)	10(5.78)
2-4KHZ	5(2.89)	1(0.58)	6(3.47)
NIL LOSS	139(80.35)	18(10.40)	157(90.75)
TOTAL	153(88.44)	20(11.56)	173(100)

N= Número %=Percentagem KHZ = Kilohertz HZ= Hertz Valor de P=**0,000**

Na orelha esquerda, 29 (16,76%) dos coralistas e 10 (5,78%) dos não coralistas apresentaram perda auditiva neurossensorial leve em frequências baixas (250 Hz-1 kHz). Nas frequências médias, a perda auditiva foi encontrada em 15 (8,67%) dos cantores corais e em 6 (3,46%) dos não-corais. O valor de P = 0,000 é também muito significativo e confirma a diferença entre o teste e o controlo. A correlação (r) = -0,061 mostra que existe uma correlação negativa de aproximadamente 6% entre os intervalos de perda de frequência do ouvido esquerdo quando as amostras de teste e de controlo foram comparadas.

CAPÍTULO 6
DISCUSSÃO

6.1 Disciplinas - caraterísticas e psicologia

O estudo revelou uma faixa etária estreita de 15 a 36 anos para os cantores do coro, uma vez que os estudantes da universidade se encontram frequentemente numa faixa etária estreita, com algumas excepções, pelo que o grupo de controlo também foi ajustado em função da idade e do sexo.

Nos estudos que envolvem estudantes, é normalmente difícil reunir todos os sujeitos de uma só vez devido aos seus compromissos académicos. Este facto pode explicar o número reduzido de participantes em alguns grupos, embora se esperassem inicialmente até 70 pessoas.

Para além da relutância habitual deste grupo de pessoas (estudantes), este estudo descobriu que os coristas de um dos grupos de estudo estavam inicialmente relutantes em participar porque um dos seus líderes expressou desagrado pelo facto de parte do seu tempo estar a ser ocupado por ensaios regulares.

No entanto, também foram efectuados estudos semelhantes com um número mais reduzido de sujeitos de teste. [6]Steurer tinha 62 coristas e o mesmo número de sujeitos de controlo num estudo semelhante realizado na Áustria. Um maior número de 173 pessoas com o mesmo número de não coristas fornecerá, portanto, melhores dados, que se espera sejam mais fiáveis e conduzam a conclusões mais aceitáveis.

6.2 Queixas otorrinolaringológicas

Foram excluídos do estudo tanto os cantores corais como o grupo de controlo que apresentavam sintomas de problemas otológicos, tais como: ouvido com secreção, cirurgia auditiva prévia ou traumatismo auditivo, bem como aqueles com exposição a ruído ocupacional, distúrbios endócrinos/metabólicos, anemia falciforme, traumatismo craniano e rinoceronte. A ocorrência de zumbido foi mais frequente nos cantores de coral do que nos

Não coralistas. Isto pode dever-se à exposição adicional a ruídos altos durante os ensaios ou actuações. Muitas pessoas sofrem de zumbido quando expostas a sons altos com amplificação moderna.[32] Este tipo de zumbido pode ser incómodo, mas normalmente desaparece em poucas horas. O zumbido é um sintoma (não uma doença) e, por isso, reflecte uma anomalia subjacente. Normalmente, o zumbido está associado a uma perda auditiva neurossensorial.[33] **6.3 Achados otológicos**

6.3.1 Cerume no ouvido

Tanto o grupo de controlo como os coralistas apresentavam cerume. 19 (10,98%) dos ouvidos dos coralistas e 26 (15,02%) dos ouvidos do grupo de controlo tinham cerume. Numa análise da população geral na parte oriental da Nigéria, Okafor descobriu que a cera do ouvido é bastante comum e é a terceira condição otológica mais comum.[34]

6.3.2 Exame do tímpano

A membrana timpânica rompida foi encontrada em 14 (8,09%) e 23 (13,29%) dos coralistas e do grupo de controlo, respetivamente, mas o timpanograma mostrou condução normal (tipo A) nestes indivíduos. Os audiogramas tonais também não mostraram gap aéreo-ósseo significativo. Por isso, foram incluídos no estudo, pois não havia sinais ou resultados laboratoriais que indicassem doença atual ou em curso no ouvido médio. Um estudo com crianças mostrou que 20% das crianças com audição normal tinham achados otoscópicos anormais, em comparação com 40% das crianças com perda auditiva.[24]

6.4 Audiologia

6.4.1 Audiometria tonal

Neste estudo, a audiometria tonal da orelha direita de cantores corais e não-corais (grupo de controlo) foi comparada em termos de idade e sexo. A maioria apresentou resultados audiométricos normais (88,44% e 89,02%, respetivamente). No entanto, 21,96% dos cantores de coral apresentavam uma audição ligeira

perda auditiva neurossensorial, que foi duas vezes maior do que no grupo de controlo (10,98%), com um valor de p de 0,005, o que mostra que existe uma diferença significativa entre os dois grupos.

Os resultados da audiometria tonal esquerda do grupo de cantores coralistas e do grupo não coralista (controlo) foram também comparados em relação à idade. Os resultados audiométricos foram normais em ambos os grupos (72,83% e 88,44%). No entanto, foi detectada uma perda auditiva neurossensorial ligeira em 27,17% dos cantores de coro, o que representa cerca de duas vezes mais do que no grupo de controlo (11,56%). O valor de p = 0,000 mostra que um número significativo de cantores de coro tinha uma perda auditiva neurossensorial ligeira no ouvido esquerdo. Um resultado semelhante foi encontrado num estudo com 62 cantores de coral na Áustria.[6] Num outro estudo com cento e quarenta participantes, não houve evidência de perda auditiva severa atribuível a tocar numa orquestra.[11]

Mais cantores de coral com perda auditiva sensório-neural foram registados na gama de frequências 250HZ-1KHZ e 2KHZ-4KHZ. Valores de p = 0,000 tanto para a orelha direita como para a esquerda. Isto significa que o número de pessoas com perdas nestas frequências foi significativo e simétrico. [6]Resultados semelhantes foram relatados num estudo realizado na Austrália, onde foram observadas perdas nas frequências de 125HZ a 2 kHz. Por conseguinte, são necessárias mais baterias de testes para determinar definitivamente a causa das perdas nestas frequências.

6.4.2 Timpanometria

Os tipos de timpanogramas A, As, Ad, B e C foram classificados com o sistema de Jerger. O tipo A é considerado normal, 'As' e 'Ad' podem ser uma variante normal ou indicar rigidez ou aumento da complacência. Os tipos B e C são geralmente traçados anormais, indicam fluido no ouvido ou pressão negativa no ouvido médio, por exemplo, disfunção da trompa de Eustáquio. Neste estudo, todos os participantes com traçados diferentes do tipo A foram excluídos do estudo para minimizar a inclusão de indivíduos com outras patologias do ouvido.

6.5 Idade, género e resultados reintonaudiométricos: Não houve relação significativa

Neste estudo, não foi encontrada qualquer correlação entre o género e a audiometria tonal, mas os indivíduos encontravam-se numa faixa etária estreita. Estudos demonstraram que pessoas mais jovens são mais propensas a relatar benefícios sociais do canto coral, o que poderia explicar o facto de mais jovens participarem em grupos corais.[36] Num estudo semelhante, não foi encontrada uma correlação significativa entre o género e os resultados da audiometria tonal. [35]

6.6 Passatempos : Todos os participantes tinham pelo menos um passatempo, sendo o canto responsável por uma maior percentagem de coralistas. [35]Num estudo, as pessoas que professavam crenças religiosas tinham maior probabilidade de obter benefícios espirituais do canto coral. A música é um passatempo partilhado entre cantores de coro e não-cantores de coro. Foi encontrada uma correlação significativa entre os passatempos do grupo de teste e do grupo de controlo. P-value= 0,001. Num estudo recente, quase um terço de um grupo de estudantes universitários com o passatempo de ouvir música apresentava sinais de perda auditiva de alta frequência[36]

6.7 Anos no coro e resultados audiométricos tonais: Dos 173 coralistas que participaram no estudo, 110 (31,79%) estavam no coro há 0-5 anos, 31 (8,95%) estavam no coro há 6-10 anos e 32 (9,24%) dos coralistas estavam no grupo coral há mais de 10 anos. Os que estavam no coro há 6 anos ou mais tinham estado no coro em casa antes de virem para a universidade e o seu número era menor.

A duração no coro não apresentou correlação significativa com o resultado da audiometria tonal. P-valor= 0,172 à direita e 0,967 à esquerda, ambos maiores que p<0,005. Este resultado pode estar relacionado com a natureza intermitente dos exercícios e actuações corais, que não são susceptíveis de ter um efeito prejudicial. No entanto, estudos demonstram que a duração dos ensaios é um dos principais factores associados à perda auditiva. [37]

6.8 AMBIENTE/INSTRUMENTO MUSICAL

As igrejas de Todos os Santos e Gnadenkapelle situam-se na mesma propriedade e estão separadas por um muro com cerca de 4 metros de altura. Existem apenas alguns edifícios perto destas igrejas (a cerca de 300 metros de distância). As comunidades de estudantes da ECWA realizam os seus cultos num espaço aberto não muito longe do centro desportivo. Os níveis sonoros medidos nestes locais e na maioria das outras partes da universidade estavam dentro dos limites aceitáveis (<85dB). [15]

Durante os ensaios e as actuações, o nível sonoro dos coros All Saints e Chapel of Grace excede os limites permitidos, dependendo da canção. (76-92 dB).[15] Um estudo sobre a ópera finlandesa revelou que os membros do grupo estavam expostos a níveis sonoros até 94 dB ou mais. Por conseguinte, foi necessário adotar uma lei que exige a utilização de tampões para os ouvidos neste tipo de eventos.[32]

Estudos demonstraram que uma distância menor entre os músicos aumenta o som que chega ao ouvido, especialmente se o som do instrumento for altamente direcional (como acontece com as trompetas[38]

Neste estudo, dois dos grupos eram da Capela da Graça. (Sentam-se a cerca de 6 metros de distância, à esquerda e à direita do púlpito, que fica a cerca de 3-5 metros da fila da frente da congregação na igreja. Na igreja de All Saints, a disposição dos assentos era semelhante, e os assentos individuais estavam a menos de um metro de distância. Os instrumentos e os seus tocadores foram colocados em ângulo de cada lado dos púlpitos, junto às paredes. Foi também colocado um altifalante adicional no chão, diretamente em frente do grupo. No entanto, o grupo ECWA não utiliza instrumentos musicais e também se senta a menos de um metro de distância.

Outro estudo mostra que o aumento dos níveis de ruído dos jogadores vizinhos pode reduzir a capacidade de um indivíduo para controlar o seu próprio volume, o que, por sua vez, pode levar a jogos mais ruidosos.

Quando estes instrumentos são colocados no chão do palco, as baixas frequências são absorvidas pelo chão, pelo que o técnico de som tem de aumentar o volume para criar a sensação de "intensidade sonora". Isto cria uma situação potencialmente perigosa de exposição excessiva ao ruído[38]

Os instrumentos de sopro altos produzem sons muito intensos com frequências elevadas, o que os torna particularmente perigosos para a audição. Além disso, estes instrumentos produzem um som altamente direcional, pelo que as pessoas que se sentam em frente a instrumentos de sopro correm o maior risco de danificar a sua audição. Ao direcionar os sons dos metais altos para fora e sobre as cabeças dos músicos, menos som chega aos seus ouvidos.[35]

6.9 Conclusão: A maioria dos voluntários tinha audição normal. Neste estudo, perda auditiva neurossensorial leve e zumbido foram encontrados nos cantores de coral em comparação com os não cantores de coral. A cera também foi comum em ambos os grupos. A idade, o sexo e a duração da atividade coral não estavam significativamente relacionados com o tom puro. Os cantores do coro estavam sentados para que pudessem ser expostos a um nível de som mais elevado.

São necessários mais estudos, que devem incluir mais baterias de testes, a fim de

Razões exactas para as perdas em frequências mais baixas

CAPÍTULO 7

RECOMENDAÇÕES

1. Mais estudos sobre os efeitos do canto coral e da audição, especialmente porque a maioria dos grupos vocais utiliza instrumentos que podem produzir ruído superior a 100 dB. Deveriam ser incluídas mais baterias de testes, tais como testes de emissões otoacústicas.

2. A audiometria seriada de tons puros deve ser realizada antes e imediatamente após os ensaios e espectáculos para detetar uma mudança temporária do limiar no audiograma.

3. Educar o público sobre a prevenção da perda auditiva induzida pelo ruído e as suas causas.

4. Leis que definem o nível máximo admissível de pressão sonora que pode ser gerado por uma pessoa ou organização num determinado momento.

5. Devem ser promovidas leis sobre a inclusão de crianças nos programas de rastreio do coro e do ouvido.

REFERÊNCIAS

1. Recurso de formação para os cuidados primários do ouvido e da audição: Nível avançado. Publicação da Organização Mundial de Saúde, 2006: p. 11.

2. Ahmad BM. O tratamento de crianças surdas na África subsariana. Jornal Nigeriano de Investigação Cirúrgica 2003; 5: 3-4.

3. Kodiya AM, Afolabi OA, Ahmad BM. The burden of hearing loss in Kaduna, Nigeria: a 4-year study at the National Ear Care Centre Ear Nose Throat J 2012;91(4):156-63.

4. Responder.com. Coro .www.answers.com/choir?cat=entertainment Data de acesso 26/11/2008

5. Clift SM, Hancox G The perceived benefits of singing: findings from preliminary surveys in a university choral society J R Soc Promot Health. 2001; 121(4):248-56.

6. Steurer M, Simak S, Denk DM, Kautzky M. Does choral singing cause noise-induced hearing loss? Audiology 1998; 37(1): 38-51.

7. Associação Americana de Fonoaudiologia. Processamento auditivo central: estado atual da investigação e implicações para a prática clínica. Jornal Americano de Audiologia 1996; 5(2) 41-54.

8. Olusanya BO, Okolo AA, Ijaduola GT. The hearing profile of Nigerian schoolchildren. Jornal Internacional de Otorrinolaringologia Pediátrica 2000; 55(3):17 3-9

9. Sal AN. Hidropisia endolinfática aguda devido à exposição do ouvido a sons de

baixa frequência não traumáticos. J Assoc Res Otolaryngol. 2004; 5:203-214.

10. Horner KC, Cazals Y Contribuição do aumento da pressão endolinfática para a audição

Perda na hidropisia experimental. Ann Otol Rhinol Laryngol.1991; 100(6):496-502

11. Kähäri, K., Axelsson, A., Hellström, P., Zachau, G. Avaliação da audição de músicos de orquestra clássica. Scandinavian Audiology 2001; 30(1)13-23

12. Essien MA. Proliferação de igrejas: um espaço para a comercialização da religião Jornal Europeu de Investigação Científica 2010;30(1)642-650

13. http://www.population.gov.ng/ Acedido em 11/11/2012

14. http://en.wikipedia.org/wiki/Singing. Acedido em 10/11/2012

15. Neeraj NM, Peter SR. Orelha interna, perda auditiva induzida pelo ruído J:\www.emedicine.com\ent\topic723.htm Data de acesso: 13/12/2008

16. Sismanis A. Manifestações otológicas da síndrome de hipertensão intracraniana benigna: diagnóstico e tratamento. Laryngoscope. 1987; 97:1-17.

17. http://oto2.wustl.edu/cochlea/menendo.pdf. Acedido em 9/11/2012

18. Shen H, Huo X, Liu K, Li X, Gong W, Zhang H et al. A variação genética em GSTM1 está associada à suscetibilidade à perda auditiva induzida por ruído em uma população chinesa. J Occup Environ Med. 2012; 54 (9): 1157-62.

19. Chasin, M., Chong J. "Um programa de proteção auditiva para músicos in situ". Hearing Instruments 1991; 42 (12): 26-2

20. Yueh B, Shapiro N, MacLean CH, Shekelle PG. Screening and treatment of hearing loss in adults in primary care (Rastreio e tratamento da perda auditiva em adultos nos cuidados primários). The Journal of the American Medical Association.

2003; 289 (15):1976-1985

21. Coles RR. A audiologia de hoje pode realmente ajudar no diagnóstico? Uma pergunta do otologista. Jornal de Laringologia 1972; (86) : 191-224.

22. Bunch CC. Audiómetro in:Hinchcliffe,R Harrison D.edn. Scientific principles of

Otorrinolaringologia Londres. William Heinemann medical books limited;

1976:722-

788

23. Purdy & Williams: Guidelines for audiometry in the diagnosis of NIHL Página 10 de 58 www.acc.co.nz/PRD_EXT_CSMP/groups/.../wpc091007.pdf Data de acesso: 20/2/2009

24. Ogisi FO, Amu OD. Screening audiometry in Nigerian school children (audiometria de rastreio em crianças nigerianas em idade escolar). Nigerian Journal of Paediatrics.1990; 17(2): 49-53.

25. Sheri L. Cook-Cunningham, Grady M.L., Nelson H. Dose auditiva e percepções da audição e do esforço de canto entre cantores de coros universitários em diferentes contextos de ensaio e atuação   Jornal Internacional de Pesquisa em Canto Coral

2012;4(1),19-35

26.   Chesky, K., Pair, M., Yoshimura, E., Landford, S. Uma avaliação de protetores

auriculares para músicos com estudantes universitários de música. Jornal

Internacional de Audiologia 2009; 48,661-670

27.   http://nethelper.com/article/Singing. Acedido em 10/11/2012

28.   Tutorial de sonómetro

http://www.churchproduction.com/go.php/article/the_sound_engineers_be

st_ Amigo. Acedido em 1/12/12

29.   http://emedicine.medscape.com/article/1822962-overview Acedido em 9/3/13

30.   Connor O. Exame do ouvido. In: Scott Brown's Otolaryngology , (3); 6ª edn.

Londres: Butterworth 1997 Chp. 1:3/1/16.

31.   KathleenCM,GingerM.Impedância audiométrica

J:\00\ent\topic374.htm Data de acesso: 12/2/2009

32.   Laitinen, H., Toppila, E., Olkinuora, P., Kuisma, K. . Exposição ao ruído do pessoal

da ópera finlandesa. Applied Occupational and Environmental Hygiene 2003; 18

(3), 177-182.

33.   Sridhar Krishnamurti Perda auditiva neurossensorial associada ao ruído

ocupacional Int. J. Environ. Res. Public Health 2009 ;(6), 889-899

34.   Okarfor B.C. Otorrinolaringologia no Sudeste da Nigéria: padrão de doenças do

ouvido Nig.Med. J 1983 ;13(1) 11-19

35.	Hart, C. W., Geltman CL. "O músico e os riscos de ruído ocupacional". Medical Problems of Performing Artists 1987; 2(1): 22-25.

36.	Mostafapour SP, Lahargoue K, Gates GA. Noise-induced hearing loss in young adults: the role of personal listening devices and other sources of recreational noise Laryngoscope. 1998; 108(12):1832-9

37.	Chasin, M. Chong J. "Um programa de proteção auditiva para músicos in situ". Hearing Instruments 1991; 42(12): 26-2

38.	 Ternström, S. (Factores físicos e acústicos que interagem com o cantor para Criar o som coral. Revista de Gestão, 1991; 5 (2): 128-143.

FORMULÁRIO DE CONSENTIMENTO

Os voluntários deram o seu consentimento para participar no estudo: Perda auditiva induzida pelo ruído em cantores de coral, conduzido pelo Dr. Musa Thomas Samdi do Departamento de Otorrinolaringologia do Hospital Universitário de Maiduguri, Estado de Borno. O objetivo deste estudo é investigar o comportamento auditivo dos cantores de coro em três igrejas da Universidade de Maiduguri. Tem também como objetivo determinar a prevalência de perda auditiva entre eles. Os participantes são cantores de coro e um número igual de não-cantores de coro. Serão administrados questionários validados, com variáveis demográficas como a idade, o género e o tempo de filiação. É efectuado um exame detalhado dos ouvidos, nariz, garganta e pescoço.

Se necessário, é também efectuada uma audiometria tonal e uma timpanometria. Para as pessoas que têm corrimento do ouvido, será enviada uma zaragatoa para microscopia, cultura e medição da sensibilidade, e depois será efectuado um teste de audição. No entanto, serão excluídos do estudo.

Riscos e inconvenientes: Os participantes serão sujeitos ao desconforto da remoção manual ou da seringa de cera do ouvido e da transferência para o hospital. Estou ciente de que estes procedimentos não são prejudiciais.

Declaração de confidencialidade

Comprometo-me, por escrito, a obrigar os participantes a manter a confidencialidade durante e após o estudo.

DR T.M. SAMDI.

Caridade para voluntários

Os serviços abaixo indicados podem ser utilizados por voluntários.

1. beneficiará do exame da garganta, do nariz, da cabeça e do pescoço.

2. beneficiarão de testes de audição.

1. Beneficiará de um tratamento contra o cerume, se disponível.

2. contribui para a informação científica que pode ser obtida a partir do estudo, apoiando assim a

para que, futuramente, sejam entregues aos cuidados de outros.

Apropriação e divulgação dos resultados
O resultado é para cumprimento parcial da atribuição da Bolsa de Dissertação Parte II
do National Postgraduate Medical College e é propriedade do Colégio.
-------------------------------------- Declaro --------------------------- que concordo que m
você ----------------- Participação no estudo para examinar os ouvidos, o nariz, a
garganta
e avaliação da audição em ambos os ouvidos. Confirmo que não sofrerei qualquer
incapacidade ou lesão durante o estudo. que serei informado de quaisquer resultados
anormais antes de ser encaminhado para um especialista para exame e tratamento.
que posso desistir da minha participação se assim o desejar. -------------------------------

    Assinatura do   voluntárioData

Número de série.....................................
QUESTIONÁRIO SOBRE A PERDA AUDITIVA INDUZIDA PELO RUÍDO NOS CANTORES DE CORAL DAS IGREJAS DA UNIVERSIDADE DE MAIDUGURI (A) BIODATA:
Iniciais -------------------------------------
Idade/data de nascimento
Sexo
Baú
Atividade profissional.
Estado civil.
	Duração da adesão
Número de sessões de coro por semana
Tempo necessário por sessão

(8)	ORELHAS HISTÓRICAS

ComichãoVertigem
Perda de audiçãoOtalgia
ZumbidoOtorréia

Outros (especificar)
NARIZ

RinorreiaAnosmia
Obstrução nasalRonco
Espirros excessivosEpistaxis

Outros (especificar).
GARGANTA

ComichãoS rouquidão
OdinofagiaStridor
TosseDisfagia

Dispneia
Outros (especificar)
OLHOS
Duração da cegueira
Comichão/dor
Proptose
Outros (especificar)
PESCOÇO E OUTROS
INCHAÇO

Antecedentes: diabetes, anemia falciforme, alergias, doenças do ouvido, nariz e garganta, traumatismo do ouvido, traumatismo craniano, cirurgia do ouvido.
Hx de drogas
Outros (especificar)
Surdez/alergia na família

Anamnese social - tabagismo, exposição ao ruído

C)   ACHADOS FÍSICOS
            DIREITA/ESQUERDA
ORELHAS
Aurículas
Canal auditivo externo
Tímpano
Teste de Rinne's
Teste de Weber
Nervo craniano VII
                                NOSERIGHTLEFT

Pirâmide externa
Cavidades nasais

                    CAVIDADE ORAL/GARGANTA DIREITA-ESQUERDA

Dentaduras
Palato mole
Amêndoas
Parede posterior da faringe
OLHOS: DIREITO
                                            LIGAÇÕES

Acuidade visual: - contar pelo menos os dedos
Perceção da luz
Sem perceção da luz

                    LEI SOBRE OS TESTES AUDIOLÓGICOS
                                    LIGAÇÕES

REINTONAUDIOMETRIA

TYMPANOMETRIA

INSTRUMENTO MUSICAL UTILIZADO POR VÁRIOS GRUPOS CORAIS

1   CORO CATÓLICO DE TODOS OS SANTOS
        I Piano
        II Tambores de conga locais
        III. pandeireta
        Iv Portos locais

2   CORO DA IRMANDADE DA MISSÃO ESTUDANTIL DA ECWA
        I Piano

3   CAPELA DA GRAÇA

                        CHOIRLIVINGSOUND
Piano   guitarra
                        Ii Piano
                        Iii Percussão
                        IV   tambores locaisConga
                        V   Trompete
                        VI   Bacia

                        VII   Pandeireta

INSTRUMENTO MUSICAL E MODELO/FABRICANTE UTILIZADO PELOS GRUPOS

1   PANDEIRETA PRODUZIDA INDIVIDUALMENTE NA   CHINA
     2x 8 conjuntos de jingles emparelhados

2   PIANO YAMAHA PSR2100MADE   IN JAPAN

3   KIT DE DRUM/CYMBAL JINBAO7 peças (acústico)MADE   IN CHINA

4   BASSGUITAR Peavey 5 cordasFEITO   NA CHINA

5   PRODUÇÃO PORTUÁRIA LOCAL   NA NIGÉRIA

6   TAMBORES DE CONGA LOCAIS, FABRICADOS   NA NIGÉRIA

7   TAMBORES DE CONGA MODERNOS, FABRICADOS   NA CHINA

8   TRUMPET Modelo #B-USA WTR-LQMADE   BY BRIDGECRAFT USA

Índice

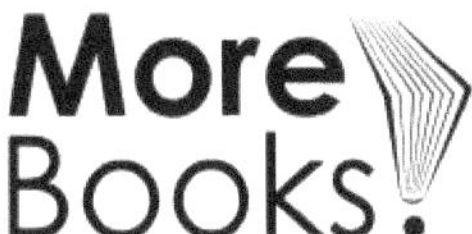

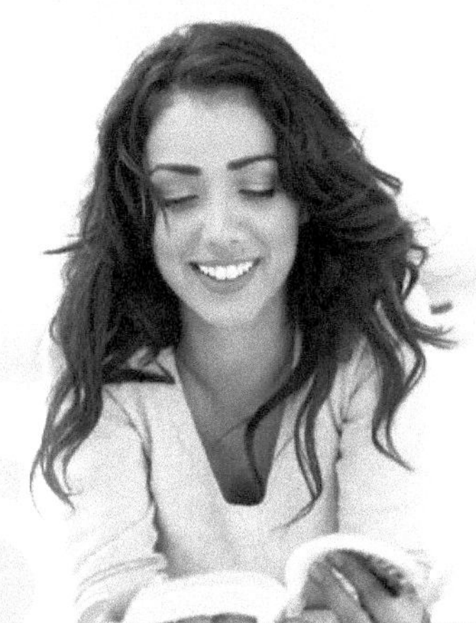

I want morebooks!

Buy your books fast and straightforward online - at one of world's fastest growing online book stores! Environmentally sound due to Print-on-Demand technologies.

Buy your books online at
www.morebooks.shop

Compre os seus livros mais rápido e diretamente na internet, em uma das livrarias on-line com o maior crescimento no mundo! Produção que protege o meio ambiente através das tecnologias de impressão sob demanda.

Compre os seus livros on-line em
www.morebooks.shop

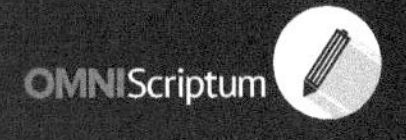

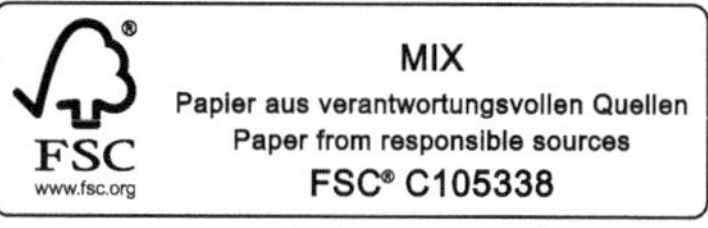

Printed by Books on Demand GmbH, Norderstedt / Germany